I0070595

SUR LES

SANATORIUMS POUR TUBERCULEUX

PAR

Le Dr BARBILLION

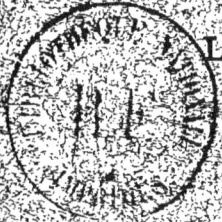

*(Extrait du Bulletin de la Société médicale des Bureaux de
Bienfaisance de Paris.)*

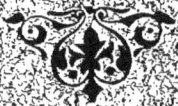

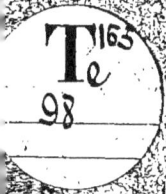

PARIS
IMPRIMERIE G. MAULIN
71, RUE DE RENNES

1900

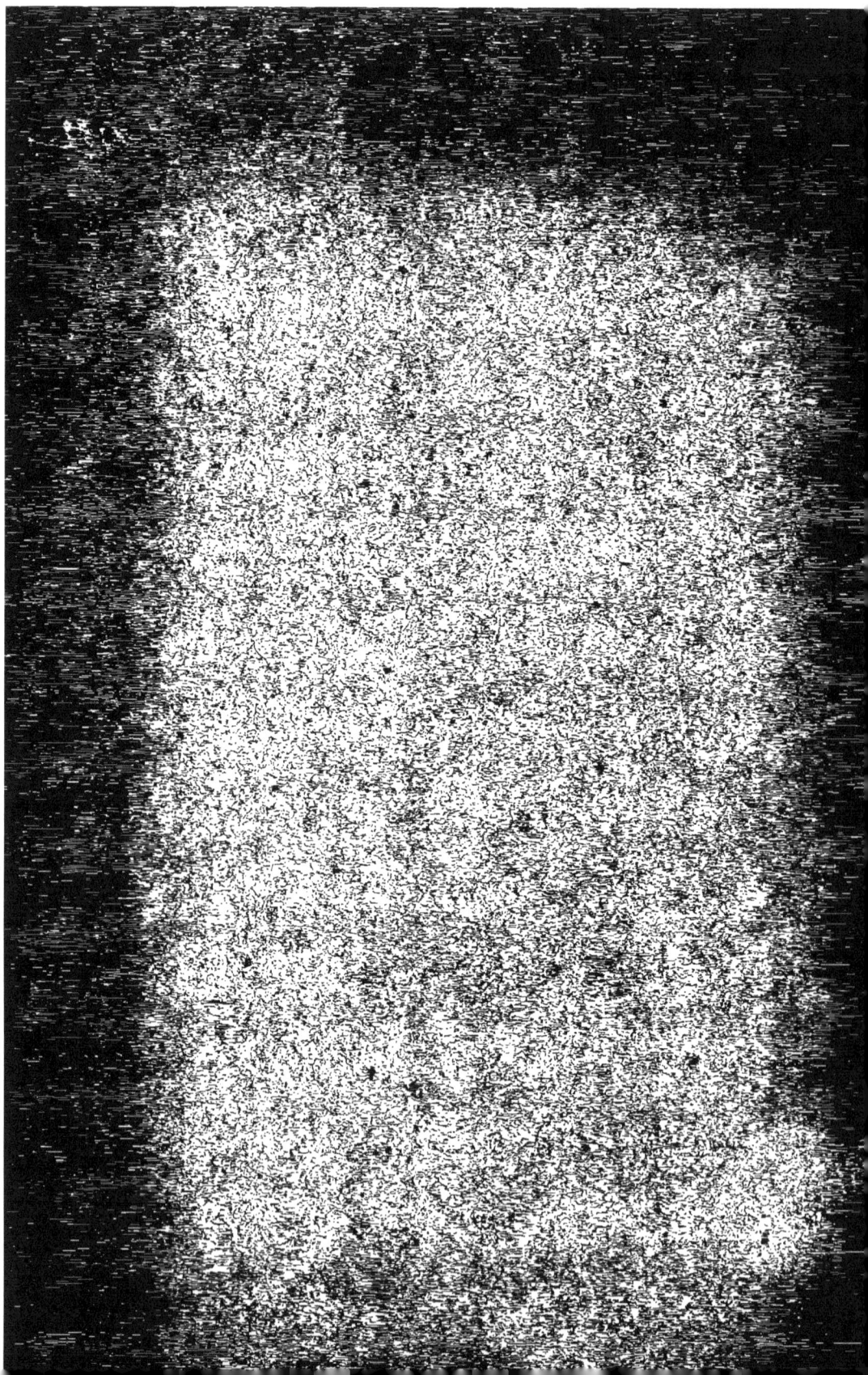

DÉPOT LÉGAL
Seine
Nᵒ 1382
1900

SUR LES SANATORIUMS POUR TUBERCULEUX

Par le Dʳ BARBILLION

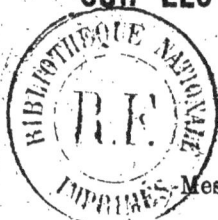

Messieurs,

Il y a quelques années, MM. Terrier et Debove dressaient à la tribune de l'Académie de Médecine un réquisitoire sévère contre l'Assistance publique de Paris. Ils reprochaient à cette administration de ne rien faire pour lutter contre la propagation de la tuberculose dans les hôpitaux. Ils constataient l'état déplorable des services de médecine où les tuberculeux sont pêle-mêle avec les autres malades et constituent un danger permanent pour leurs voisins. L'attaque était franche, vive, et inspirée par un souci très louable du sort des malades et du bon renom de l'Assistance publique. Elle porta. Le Conseil municipal s'émut de la situation. Il mit en demeure M. Peyron de remédier à cet état de choses. Celui-ci nomma une *Commission de la tuberculose*, composée de médecins et chirurgiens des hôpitaux, de médecins des Bureaux de bienfaisance, de membres du Conseil de surveillance de l'Assistance publique et du Conseil municipal, avec mandat d'étudier les mesures nécessaires et de proposer un plan de campagne. A l'unanimité, la Commission adopta les conclusions de ses rapporteurs, MM. Grancher et Thoinot, qui proclamaient la nécessité d'isoler les tuberculeux en créant dans les hôpitaux des quartiers spéciaux pour ces malades. A son tour, le Conseil de surveillance, acceptant les conclusions de la Commission, vota, pour l'affecter à la lutte, une somme de six millions sur les réserves de l'Assistance publique, tandis que le Conseil municipal votait pareille somme de six millions dans le même but. Le trésor de guerre était constitué, on pouvait commencer les hostilités.

Messieurs, en pareille matière, la tactique adoptée paraît s'être inspirée surtout des théories de Fabius Cunctator, car la première bataille n'a pas encore été livrée. Elle ne le sera que lorsque le sanatorium d'Angicourt aura ouvert ses portes. Vous savez tous que ce sanatorium, en voie de construction, est destiné à recevoir des tuberculeux provenant des hôpitaux de Paris, qu'il disposera de 100 lits, qu'il sera aménagé de façon à permettre le traitement de la tuberculose d'après les méthodes modernes adoptées dans les autres sanatoriums de France et de l'étranger, méthodes qui reposent sur ce trépied fondamental: l'aération, l'alimentation et le repos.

Je signale aussi, pour mémoire, quelques escarmouches : un souci plus grand de la propreté des salles de médecine où sont les tuberculeux ; une surveillance plus attentive de l'expectoration des phtisiques; des crachoirs personnels plus pratiques; l'installation, dans les galeries et couloirs des hôpitaux, de grands crachoirs hygiéniques à demi remplis de liquide antiseptique, élevés à hauteur de poitrine; toutes mesures destinées à empêcher la diffusion des crachats. A l'hôpital Boucicaut on a installé un service de tuberculeux, dont les résultats sont satisfaisants, bien qu'il manque de galerie de cure; à Lariboisière, on a créé des salles spéciales pour tuberculeux, service qui a donné quelques mécomptes au début, mais dont le fonctionnement s'est notablement amélioré.

Une seconde série d'opérations stratégiques est en voie de préparation. La Commission de la tuberculose a fait choix d'un certain nombre d'hôpitaux mieux disposés que d'autres au point de vue de l'emplacement, de l'étendue du terrain, des dépendances : Ce sont : Cochin, Broussais, Boucicaut, Saint-Antoine. Le projet est de doter ces hôpitaux de quartiers de tuberculeux. Comme on ne peut commencer par tous les bouts à la fois, c'est Saint-Antoine qui ouvre le feu.

La création d'un quartier de tuberculeux dans cet hôpital est à l'ordre du jour. Le rapport a été déposé au commencement de l'année au Conseil de surveillance de l'Assistance publique, et a donné lieu à une discussion très longue, très intéressante, où les idées les plus contradictoires ont été échangées. Voilà en quelques mots ce dont il s'agit : On propose d'élever dans les terrains de l'hôpital Saint-Antoine un sanatorium modèle, luxueusement installé, et construit suivant les dernières données de l'hygiène, un véritable petit hôpital dans un grand, avec ses services généraux, ses labo-

ratoires, ses salles de consultations, le logement du personnel, et une galerie-serre pour la cure d'air. Ce sanatorium
aurait 232 lits; il coûterait près de deux millions, le lit reve-
nant à 8.620 francs. Il serait le premier de la série; les autres
hôpitaux, désignés plus haut, devant être ultérieurement
pourvus d'établissements analogues, suivant les ressources
disponibles.

Telle est la situation. Elle peut se résumer en deux mots :
la tendance actuelle est de s'occuper surtout de la cure de la
tuberculose, en consacrant à ces malades des sanatoriums,
sanatoriums d'hôpital urbain pour la plupart, c'est-à-dire des
établissements où l'on s'efforce de réunir tout ce qui peut
favoriser la guérison. On perd un peu de vue, ou plutôt on
relègue au second plan, la question de prophylaxie générale
de la tuberculose dans les hôpitaux, on sacrifie à un but très
aléatoire et forcément très restreint, à savoir la guérison de
quelques tuberculeux, un autre but, à notre sens, beaucoup
plus large et plus élevé, c'est-à-dire l'assainissement de *tous*
les services d'hôpitaux, par la séparation et l'isolement de *tous*
les tuberculeux dangereux.

Il appartient à notre Société de se préoccuper de ces choses. Elle est en aussi bonne posture que quiconque pour
réclamer sa place dans la lutte contre la tuberculose. Nous
devons y prendre position avec toute l'autorité que nous donne
une série d'importants travaux sur la matière; avec notre
expérience des milieux pauvres où fourmille la tuberculose;
où nous pouvons étudier chaque jour les modes de dissémination, les dangers, les ravages de la maladie; où chaque
jour, en un mot, se présente à nous, en raccourci, le doulou-
reux problème avec toutes ses conséquences familiales et
sociales. Et qu'on ne vienne pas prétendre que tout ce qui
se fait ou se prépare dans les milieux hospitaliers touchant la
tuberculose, échappe à notre compétence; que nous portons
notre attention sur des choses qui ne nous regardent pas. —
Il existe une étroite connexité entre notre service de Bureau
de bienfaisance et le service hospitalier. Ce sont deux organes
d'un même appareil. Ce sont nos tuberculeux qui peuplent
les hôpitaux. Nous les avons soignés avant qu'ils n'y entrent.
Nous les soignons encore quand ils nous reviennent, après y
avoir séjourné plus ou moins longtemps. Nous avons le droit

et le devoir de rechercher impartialement ce qui peut être fait pour eux de plus favorable. Depuis longtemps notre Société se préoccupe de la prophylaxie de la tuberculose dans les milieux indigents. Nous avons cherché, par tous les moyens possibles, à enrayer la contagion, par les conseils prodigués à l'entourage, par les recommandations relatives aux crachoirs, par la désinfection plus fréquente des locaux ; nous avons voté des instructions précises, concises et pratiques ; nous les avons résumées en une plaquette qui serait depuis longtemps entre les mains de tous nos malades, s'il n'avait tenu qu'à nous. Aujourd'hui que l'on paraît décidé à faire quelque chose, que de grands sacrifices pécuniaires sont consentis pour améliorer la situation de nos tuberculeux, il nous appartient de dire nettement ce que nous croyons le meilleur dans leur intérêt. Notre Société a compris que là était son devoir, et elle a, dans sa dernière séance, nommé une commission composée de MM. Dufournier, président ; Billon, Rotillon, Séailles, Yvon et Barbillion pour étudier la question et nous présenter, dans un rapport détaillé, son opinion sur les réformes proposées. — Pour bien vous éclairer sur les conclusions que nous aurons l'honneur de vous soumettre, je vous demande la permission de vous exposer, dans toute son étendue, le mal qu'il faut combattre.

Actuellement, et à de rares exceptions près (nous avons cité ce qui s'est fait à Boucicaut et à Lariboisière), les salles de médecine sont encombrées de tuberculeux, et j'ajoute de tuberculeux dangereux. A quelque forme que sa maladie appartienne : qu'elle soit aiguë, subaiguë ou chronique ; qu'elle soit fermée, c'est-à-dire sans danger pour la dissémination possible, ou qu'elle soit ouverte et susceptible de contagion ; qu'elle soit au début ou à la fin, curable, encore améliorable ou définitivement désespérée, le tuberculeux est indifféremment reçu dans le service banal de médecine. Les formes aiguës sous des différents aspects, formes catarrhales suffocantes, broncho-pneumoniques ou typhoïdes, présentent une intensité de symptômes telle, un intérêt scientifique et didactique, si puissant qu'elles sont toujours accueillies à l'hôpital sans aucune difficulté, à titre d'affection aiguë, d'évolution rapide au même titre que la fièvre typhoïde, la pneumonie, la pleurésie. Il en est de même pour ces épiphénomènes de la tuberculose tels que la congestion aiguë avec hémoptysie plus ou moins abondante des phases initiales : tels que les pleurésies sèches ou séreuses, tels que les complications tapageuses comme le pneumothorax, en un mot pour tout ce qui constitue un état aigu. Pour ces malades, l'entrée de l'hôpital est facile, et comme il s'agit dans la plupart de ces cas de tuberculose au début, que les bacilles ne pullulent pas encore dans les crachats, que la tuberculose est encore fermée ou à peu près, on ne voit pas grand inconvénient à ce que les malades soient reçus dans les salles communes. Ils sont monnaie courante de clinique ; l'enseignement y trouve son intérêt, quitte au chef de service à aviser quand il jugera que la séparation du tuberculeux est devenue nécessaire.

Il n'en est pas de même pour les formes chroniques ; beaucoup se présentent à la consultation ; combien sont évincés ? On reçoit celui-ci, pourvu d'une recommandation ; celui-là parce qu'il présente quelque intérêt scientifique ; celui-là encore, trop malade et qu'il y aurait inhumanité à renvoyer. Le reste, dolent troupeau, est éconduit et devra se représenter un autre jour, essayer d'un autre hôpital. Et il n'y a là de la faute de personne. Les services sont trop exigus ; les phtisiques sont encombrants, ils immobilisent pendant des semaines et des mois des lits qui seraient plus utilement occupés par des malades aigus. Ils sont de peu d'intérêt au point de vue didactique, et puis que peut pour eux la thérapeutique ? Quelque vague prescription calmante : l'éternel diacode, le banal quinquina, l'indispensable créosote et l'inévitable huile de foie de morue. Aussi beaucoup se découragent : ils vont de mal en pis, fatalement ils se croient négligés. Ayons le courage d'avouer qu'ils le sont parfois. A la première amélioration, souvent sans l'attendre, ils demandent à sortir ; ils comprennent qu'ils rendront service, et sentent qu'on n'insistera pas pour les retenir. Souvent on les renvoie avec l'hypocrite palliatif d'un séjour d'une quinzaine à Vincennes ou au Vésinet. Ils partent, et, malgré tout, le service reste encombré de phtisiques, au grand détriment de l'hygiène et de la sécurité des autres malades.

Il y a longtemps, Messieurs, que nous demandons une hospitalisation aussi large que possible des tuberculeux. C'est

à notre sens, le moyen le plus efficace d'empêcher la contagion de maison, d'atelier, de famille. Et puisqu'on paraît
décidé à agir, et qu'on dispose de capitaux à cet effet, nous
avons le devoir de rappeler ce point si important de la question, que la préoccupation actuelle d'édifier des sanatoriums de
cure tend à faire oublier. Nous devons réclamer des mesures
qui, tout en rendant personnellement service au malade,
aient encore un effet plus général ; des mesures qui permet-
tent de drainer la tuberculose dans les milieux pauvres en la
canalisant vers l'hôpital, de multiplier en conséquence les
places destinées au tuberculeux, d'assurer en même temps
l'isolement et l'asepsie de tous ceux qui sont dangereux ; de
s'occuper enfin de guérir ceux qui peuvent être guéris.

Eh bien, Messieurs, il nous semble qu'on fait fausse route
en commençant par décider l'édification de coûteux sanatoriums d'hôpital. Le prix élevé de pareilles fondations (le lit
de Saint-Antoine revient à 8.620 francs), nous condamne à res-
treindre parcimonieusement le nombre des lits. Dans le principe, le sanatorium de Saint-Antoine devait compter 348 lits,
il a fallu pour certaines raisons réduire le projet à 232 lits.

Aussi notre sanatorium sera bien vite rempli, et l'infec-
tion des salles communes continuera ou ne tardera pas à
recommencer. Le danger n'est donc pas conjuré, et le serait-il
dans l'hôpital, pourvu par privilège de son quartier de tuberculeux, qu'il existerait toujours aussi pressant dans les autres
hôpitaux, en attendant leur tour d'être pourvus. Et qu'on ne
vienne pas objecter que les dangers de la situation actuelle
sont exagérés, que la contagion hospitalière est peu redou-
table ; le Pr Potain, qui défend cette idée, dit n'avoir jamais
vu de tuberculose franchement contractée à l'hôpital, il croit
le danger beaucoup moindre à l'hôpital que dans les familles.
Malheureusement, il est difficile de partager cet optimisme.
Pourquoi la contagion serait-elle plus difficile à l'hôpital
qu'elle ne l'est dans les ateliers, dans les familles, dans les
pensionnats ? La bactériologie nous apprend que des bacilles
tuberculeux ont été trouvés en notable proportion dans les
poussières des salles communes d'hôpital, et les recherches
du Pr Strauss ont, il y a quelques années, révélé leur présence jusque dans les mucosités nasales des élèves de son
service. Est-ce donc parce que les règles de l'asepsie sont

mieux observées à l'hôpital? Peut-être, et cependant que de critiques à formuler. Il suffit de signaler les dangers du balayage, de la réfection des lits, des échanges d'ustensiles de malade à malade, tous ces mille contacts impossibles à éviter et qui s'établissent forcément par le fait d'un étroit voisinage. Lorsqu'un phtisique meurt, lorsqu'il quitte l'hôpital, désinfectez-vous son lit, sa table de nuit, avant l'arrivée du nouveau locataire? je ne crois pas qu'on le fasse aujourd'hui beaucoup plus qu'on ne le faisait jadis. Et le nouveau malade déjà en état de moindre résistance organique sera plus prédisposé à recevoir et à cultiver la semaille maudite. Nul n'est certain en entrant à l'hôpital pour y guérir une angine, un embarras gastrique, une bronchite simple, de n'y pas contracter la tuberculose. En second lieu, le tuberculeux ne trouve que des inconvénients et des dangers à séjourner dans la salle commune. Des infections multiples le guettent, il est pour elles une proie facile; pneumocopes, streptocoques, bactéries pyogènes sont les hôtes ordinaires du milieu nosocomial; sans parler des refroidissements, des courants d'air, des plaintes de celui-ci, du délire de celui-là; toutes choses contraires à son hygiène, à son repos, à son sommeil.

Nous ne saurions donc trop répéter que tous les tuberculeux dangereux doivent être enlevés des salles communes, et installés dans des salles spéciales, et il ne paraît pas, au premier examen, qu'une transformation des hôpitaux dans ce sens doive présenter de bien grandes difficultés, ou occasionner de bien grands frais.

Cette solution très simpliste ne va pas toutefois sans soulever des objections. Elles sont surtout d'ordre sentimental. Le tuberculeux ainsi isolé des autres malades, soit dans un hôpital spécial, soit dans des services spéciaux, soit dans des salles spéciales, serait atteint dans son moral. Il perdrait ainsi toute illusion sur son état, si tant est qu'il en eût conservé. Il se verrait classé poitrinaire, vivant avec des poitrinaires, témoin chaque jour de l'agonie et de la mort d'un voisin succombant du mal dont il se sait atteint lui-même. Adieu l'illusion de la bronchite simple, illusion entretenue par les siens, et qu'il pouvait encore conserver dans le service de médecine ordinaire.

Messieurs, nous touchons là à une question d'actualité.

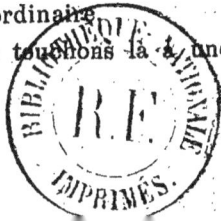

BIBLIOTHEQUE NATIONALE R. F. IMPRIMÉS

Doit-on dire à un malade qu'il est tuberculeux? Jusqu'à ces derniers temps on aurait répondu non. C'est que la tuberculose était généralement considérée comme incurable, et le devoir du médecin était de cacher la vérité jusqu'au bout. Sous l'énergique impulsion de Grancher les idées tendent à se modifier. Il faut dire la vérité au malade, c'est l'associer plus intimement à l'œuvre de prophylaxie et de guérison. C'est lui épargner les tortures de l'incertitude. Mais il faut, au préalable, lui montrer que la tuberculose est susceptible de guérison, qu'à défaut de guérison absolue elle peut encore permettre des améliorations assez longues pour équivaloir presque à la guérison; qu'en un mot, suivant Grancher, elle est parmi les maladies chroniques une des plus curables, à la condition de s'y prendre à temps et de faire le nécessaire. Il y a là un mouvement d'opinion à créer; il se crée tous les jours. Cette conception optimiste est d'ailleurs plus près de la vérité que celle qui considère tout tuberculeux comme voué à une mort certaine. Elle a, du reste, le grand mérite de remonter le moral et de sonner dans le découragement universel des médecins et des malades, une joyeuse fanfare qui invite à la lutte et promet la victoire. C'est beaucoup que de relever la confiance et il ne faut pas négliger cette source puissante de dynamogénie.

On a dit aussi que l'isolement des tuberculeux aurait pour résultat de leur donner à entendre qu'on les traite en pestiférés. C'est pour se débarrasser de lui qu'on l'a relégué dans cet antichambre de l'amphithéâtre, dans ce séchoir, dans ce crevoir, comme l'a dit Debove. Aussi prendra-t-il en horreur son lit, il fuira avec épouvante cet enfer à la porte duquel on pourrait inscrire la phrase du Dante « *Lasciate ogni speranza* ». Pour nous qui voyons de près l'indigent poitrinaire, dans sa mansarde, l'objection paraît peu sérieuse. Nous sommes frappés le plus souvent de sa résignation, de sa passivité; la misère et la souffrance semblent avoir émoussé en lui bien des sensibilités morales, et c'est déjà pour lui un grand bienfait d'être admis à l'hôpital, et de s'y sentir à l'abri des soucis de la vie matérielle. Ce qu'il réclame ensuite, c'est qu'on s'occupe un peu de son état, de ses souffrances. Du reste, la plupart le savent bien qu'ils sont tuberculeux, phtisiques, poitrinaires; qu'ils « crachent leurs poumons »; ils le disent eux-mêmes ; ils ont été consulter des spécialistes, ils ont suivi des traitements spécifiques. Il suffit qu'on leur donne une lueur d'espoir, ils l'accueillent volontiers, et rien n'est facile à entretenir comme le foyer vivace de l'espérance. Eh bien! dans un service spécial, avec un personnel médical exclusivement occupé à les soigner, il y a toute chance pour qu'ils soient mieux écoutés, mieux observés, mieux suivis ; que leurs prescriptions soient plus souvent variées, et nous savons quelle importance le malade attache à ces choses; qu'à défaut, enfin, de la réalité, il ait au moins l'illusion de suivre un traitement efficace. Car, en effet, tout est là. Ce qui décourage tant de malades, ce qui les chasse souvent de l'hôpital, ce n'est pas le voisinage de tel moribond, le spectacle de telle agonie, c'est le délaissement, c'est l'indifférence dont ils sont ou se croient l'objet. C'est l'uniformité d'une thérapeutique rudimentaire et restreinte dont ils ont vite reconnu l'insuffisance ou l'inanité. Interrogez nos phtisiques des Bureaux de bienfaisance retour de l'hôpital; ils vous feront à peu près tous la même réponse, et s'il y a de l'exagération, il y a aussi du vrai dans leurs griefs. Du jour où réunis dans une même salle, dans un même service, avec une personnel médical n'ayant qu'eux à soigner, ils sentiront qu'ils sont le but exclusif des efforts scientifiques, qu'on ne les a pas rassemblés là pour les faire sécher ou crever en compagnie, mais dans leur intérêt pour les mieux observer, les mieux soigner, les soustraire à de dangereux contacts dans les salles communes; quand ils verront qu'on les ausculte, qu'on examine fréquemment leurs crachats; quand ils se rendront compte que ce sont maintenant des prescriptions d'hygiène précise qu'il faut suivre, un régime particulier qu'il faut observer, un traitement thérapeutique varié qu'il faut subir, alors ils concluront qu'ils ne sont pas si désespérés que cela, et les plus malades trouveront un peu de confiance et de réconfort dans la pensée qu'on s'occupe d'eux avec une sollicitude tout autre qu'autrefois.

J'entrevois ici, messieurs, l'objection qu'on pourrait nous faire. « Mais tout ce que vous dites là est bel et bon! mais vous avez mille fois raison! et c'est précisément parce que nous partageons toutes ces idées, parce que nous sommes archi-d'accord avec vous que nous créons le sanatorium

d'hôpital. Que pouvez-vous donc demander de mieux ? »
Messieurs, il ne faut pas jouer sur les mots, et le mieux est,
quelquefois, l'ennemi du bien. Si vous vous contentez d'utili-
ser ce que vous fournissent les hôpitaux, c'est-à-dire des salles
toutes prêtes; si vous les installez économiquement en choi-
sissant celles qui sont bien éclairées et bien aérées, si vous
voulez même les disposer en chambres de 4 à 6 lits suivant
les conseils de Grancher, si vous donnez à vos malades une
alimentation spéciale qui peut coûter un peu plus cher, une
discipline sévère qui ne coûte rien, vous aurez ainsi réalisé
à peu de frais des services spéciaux que vous appellerez sanatoriums, si vous voulez, et qui conviendront très suffisamment à cette grande majorité de phtisiques qui ne sauraient
avoir la prétention de guérir, parce qu'ils sont trop avancés
et qui ne réclament qu'un peu plus de soins et surtout plus
de surveillance prophylactique. Mais s'il s'agit de faire dans
les hôpitaux de coûteuses constructions, des merveilles d'ar-
chitecture, d'agencement intérieur, pourvues de tous les raf-
finements de matériel et de toutes les commodités d'installation, alors nous sommes d'avis que c'est de la poudre tirée
aux moineaux, que l'on n'a peut-être pas suffisamment
réfléchi qu'il y a deux sortes de tuberculeux, les curables, et
ils sont toujours en petit nombre dans les hôpitaux, et les
incurables, ceux-là y sont légion. A ces derniers nous pensons que des services d'isolement bien aménagés suffisent;
à ceux qui sont curables nous croyons que le sanatorium
d'hôpital tel qu'il est projeté ne suffit pas; et il ne suffit pas
parce qu'il manquera d'air pur, qu'il est condamné par là à
ne pas rendre le maximum d'effet utile qu'on attend de lui.

Examinons d'un peu plus près cette question du sanatorium d'hôpital. Les partisans de l'idée déclarent qu'il présente
ce grand avantage que le malade n'y est pas dépaysé, disons
déraciné pour être très modernes, qu'il continue d'y recevoir la visite des amis et des proches, chose difficile ou im-
possible dans un sanatorium de campagne tant soit peu éloi-
gné de Paris. Aussi le tuberculeux acceptera-t-il volontiers
la cure dans un sanatorium d'hôpital, tandis qu'il aurait une
grande répugnance à s'exiler pendant plusieurs mois loin de
ses affections. C'est encore là un argument d'ordre sentimental; il ne faut pas lui donner plus d'importance qu'il n'en

mérite. Tout d'abord, en effet, ou nous nous abusons fort, le peuple de Paris raffole de la campagne ; sa prédilection légendaire pour les talus des fortifications n'est qu'une forme ingénue et touchante de son amour de verdure et de plein air. La séparation d'avec les siens pourra lui coûter, mais quel sacrifice un malade ne ferait-il pas si la guérison est à ce prix, et à quoi ne consentirait pas une famille pour voir se rétablir un être cher ? D'ailleurs beaucoup de phtisiques sont des célibataires, des employés ou des ouvriers solitaires, des domestiques, que rien ne rattache à la ville et qui ne demanderaient pas mieux que de s'en éloigner.

En second lieu, il apparaît d'après le projet du sanatorium de Saint-Antoine, que de telles créations sont excessivement coûteuses, puisque sans qu'il y ait à tenir compte du prix du terrain, le quartier de tuberculeux en question est évalué à deux millions pour 230 lits, soit 8.620 francs le lit. Nous pensons qu'on doit pouvoir construire à meilleur marché à la campagne, mais c'est là une vue purement spéculative, car toute compétence nous manque, dans l'espèce, pour formuler sur ce point une appréciation certaine.

Enfin nous croyons fermement qu'au point de vue de la cure, le tuberculeux a tout avantage à être soigné à la campagne, dans un sanatorium de plaine, de montagne ou maritime ; air plus pur, tranquillité, charmes de la nature, influence vivifiante des forêts ou des bois, atmosphère salubre de la mer, voilà certes des conditions d'hygiène bien supérieures à ce que pourra fournir un sanatorium construit au milieu d'un hôpital parisien. Tous les phtisiologues sont d'accord pour dire que le trépied fondamental de la cure, c'est l'aération, l'alimentation et le repos. Le repos, à la rigueur, le tuberculeux curable peut le trouver au sanatorium urbain, quoique sa population panachée d'incurables et de curables expose ces derniers aux inconvénients des salles communes, toux incessantes, plaintes, délire, agonies tourmentées et impressionnantes. Il sera donc moins parfait qu'au sanatorium de campagne, exclusivement réservé à des malades curables chez lesquels la maladie n'a pas encore revêtu les allures tumultueuses des phases plus avancées.

Et l'aération ? Elle y sera bien supérieure, quoique Brouardel ait cru devoir rompre quelques lances en faveur de l'air parisien, je doute que beaucoup d'entre nous partagent cet optimisme légèrement paradoxal. Je sais bien que pour ma part, si j'avais le malheur de me sentir atteint, mon premier soin serait de fuir l'atmosphère de la grande ville pour aller, comme dit le poète, chercher

un endroit écarté
Ou de bien respirer on ait la liberté.

L'alimentation, qui est peut-être le facteur le plus important de la cure, a toute chance pour s'effectuer à la campagne dans de meilleures conditions qu'à la ville, car le changement d'air provoque ordinairement une stimulation des fonctions digestives, et l'anorexie qui la règle chez les tuberculeux pourra, de ce fait, être efficacement combattue.

Enfin, il ne nous semble pas que les quartiers de tuberculeux projetés dans les hôpitaux parisiens répondent à l'idée qu'on doit se faire de vrais sanatoriums. Le sanatorium doit être exclusivement réservé au tuberculeux curable, peu avancé. Cette restriction est capitale dans l'espèce, et ce n'est qu'en l'observant qu'on peut espérer obtenir du sanatorium le maximum d'effet utile. Elle permet de ne pas multiplier au delà de certaines limites ces établissements d'installation coûteuse, de ne pas discréditer leur efficacité réelle en les peuplant, sans aucun bénéfice, de phtisiques avancés, caverneux, cachectiques ; de squelettes n'ayant plus que quelques jours à vivre ; de tuberculoses massives ou très étendues avec réduction considérable de la surface respiratoire ; de phtisies secondaires ou compliquées de diabète, d'albuminurie, etc. C'est ce qui se produirait fatalement dans le sanatorium d'hôpital ; c'est ce qui n'aurait pas lieu dans le sanatorium de campagne où ne serait envoyée qu'une population soigneusement triée : le dessus du panier de notre tuberculose hospitalière. Est-ce à dire que le sanatorium, ainsi compris, serait exclusivement réservé, comme le propose Grancher, aux tuberculeux à l'extrême début du mal, avant l'expectoration bacillaire, à la période prétuberculeuse ? Nous ne le pensons pas ainsi. D'abord ce sont là diagnostics de haute finesse où l'oreille du médecin a vraiment la part trop belle et peut être victime de certaines préventions. Dans les milieux où la fortune permet toutes les fantaisies et autorise toutes les exagérations, on pourra aisément recruter une clientèle aussi select pour le sanatorium. Il n'est pas douteux alors que les résultats curatifs ne soient surprenants. C'est également ce qui se produit dans les sanatoriums pour ouvriers de l'Allemagne où l'intérêt économique des compagnies d'assurances est de dépister au plus tôt la tuberculose, et les entraîne à hospitaliser même de simples bronchites. Voilà, sans doute, une des causes de ces merveilleuses statistiques publiées au Congrès de Berlin, dans lesquelles les guérisons atteignent le chiffre de 9.000 sur 12.000 malades. En France, où les conditions économiques sont autres, on conçoit difficilement qu'un ouvrier, qui n'a que son salaire pour donner du pain à sa femme et à ses enfants, qu'une mère de famille dont la présence est nécessaire au foyer, consentent à s'isoler, pendant des mois, dans un sanatorium, pour y soigner un peu de rudesse respiratoire à un sommet, une petite toux sèche, ou quelques légers troubles de santé générale. Ils le devraient, sans doute, mais ils est peu probable qu'ils le fassent. Non, la clientèle du sanatorium devra être faite surtout de cette grande proportion de tuberculeux qui ont déjà des signes non équivoques, qui crachent des bacilles, qui présentent des signes d'induration, de ramollissement même, de petites cavernules aussi, à la condition que l'état général ne soit pas trop défectueux, que la fièvre ne soit pas continue, que la cachexie ne soit pas imminente, que l'hecticité ne soit pas déclarée. On y enverra les tuberculoses des séreuses qui sont généralement d'évolution très lente, les tuberculoses ganglionnaires, etc.

Et ainsi compris, le sanatorium deviendra un nouveau rouage du mécanisme hospitalier, dont l'exclusive raison d'être sera de procurer la guérison, ou tout au moins une amélioration durable, à un certain nombre de malheureux qui, actuellement, sont condamnés à traîner une existence précaire d'hôpital en hôpital, pendant des mois et des années, sortant d'un service pour rentrer dans un autre, et ainsi de suite, jusqu'au jour où ayant craché leurs poumons et disséminé par milliards leurs bacilles soit chez eux, soit dans leur atelier, soit à l'hôpital, ils finissent, de guerre lasse, par troquer leur dernier lit contre la table d'amphithéâtre et le cercueil de sapin.

Quant au choix des tuberculeux à envoyer dans le sanatorium de cure, il nous semble que si le médecin d'hôpital
a qualité pour l'établir dans son service, il en est de même
du médecin du Bureau de bienfaisance, et nous ne saurions
trop énergiquement réclamer le droit d'adresser directement
aux sanatoriums de campagne les tuberculeux que nous
jugeons curables.

Enfin, une dernière question se pose, elle a été soulevée
lors de la discussion du projet au Conseil de surveilance,
c'est le principe d'un secours pécuniaire pour ceux que laisse
sans ressources le soutien de famille qui va se faire soigner
au sanatorium. Ce principe, défendu par le Dr Navarre, a
paru très admissible à votre Commission. Il intervient
comme un complément utile de la cure : il permettra de la
parfaire en la prolongeant autant qu'il sera nécessaire. Ce
projet est assurément dicté par un sentiment d'humanité
très louable. Mais il paraît gros de conséquences, car on ne
voit pas pourquoi un pareil privilège serait créé au profit de
l'hôte du sanatorium, qui a déjà celui d'être curable, et re-
fusé au phtisique banal d'hôpital ou à tout autre malade
hospitalisé qui laisse également une famille sans ressources.
C'est du reste une question budgétaire qui ne nous regarde
pas et sur laquelle nous n'insisterons pas davantage.

Messieurs, j'ai terminé ce long exposé d'une question cer-
tainement assez complexe pour nécessiter de nombreux dé-
veloppements; j'aurais voulu vous apporter plus de concision
et de clarté dans cette étude, et par là mériter mieux l'honneur que m'a fait votre Commission en me chargeant de
vous exprimer ses idées. Je m'excuse d'avoir occupé si longtemps votre attention et vous remercie de la patience que
vous avez mise à m'écouter. Il me reste, pour terminer ma
tâche, à vous proposer l'adoption des conclusions suivantes :

La Société médicale des Bureaux de bienfaisance de Paris :

« Continuant de se préoccuper avec la plus vive sollicitude
de la prophylaxie de la tuberculose,

« Mise au courant des projets en cours d'étude pour améliorer la situation actuelle, par la création de quartiers de
tuberculeux dans certains hôpitaux, et particulièrement d'un
sanatorium à l'hôpital Saint-Antoine;

« Considérant : 1° que le meilleur moyen de lutter contre la propagation de la tuberculose dans les milieux pauvres est d'ouvrir, aussi largement que possible, les portes des hôpitaux aux tuberculeux;

« Considérant : 2° que si l'on se place au point de vue de la prophylaxie, il y a deux catégories de tuberculeux : les tuberculeux fermés, non dangereux, et les tuberculeux ouverts, susceptibles de disséminer leur mal. Que les premiers peuvent être soignés dans les salles communes, sans inconvénient et avec avantage au point de vue didactique, aussi longtemps du moins que leur état le permettra, et qu'il n'en résultera pas un danger pour la sécurité du service ; que les seconds doivent être rigoureusement isolés, aussi bien dans l'intérêt des malades que dans leur intérêt propre ;

« Considérant : 3° qu'il y a également au point de vue thérapeutique deux catégories de tuberculeux : les incurables et les curables ; que si l'humanité commande que tous les adoucissements possibles soient donnés à la triste situation des premiers, et que si l'hygiène exige non moins impérieusement leur isolement, là s'arrête le devoir de la société, et que ces deux buts peuvent être poursuivis sans qu'il soit nécessaire de leur consacrer de coûteuses installations, où tous les perfectionnements les plus raffinés ne pourront rien contre la fatalité inéluctable qui les attend ;

« Considérant : 4° enfin qu'on ne saurait, au contraire, trop s'efforcer de conserver de précieuses existences humaines quand il en est temps encore, et que le sanatorium de cure doit être conçu et exécuté de façon à donner son maximum d'effet utile :

« Emet le vœu :

« 1° Que l'on multiplie le plus possible les places pour tuberculeux dans les hôpitaux.

« 2° Que le tuberculeux non dangereux puisse être reçu et soigné dans la salle commune, au moins à titre provisoire, jusqu'à ce qu'il soit définitivement statué sur son compte — et que le tuberculeux dangereux soit rigoureusement isolé.

« 3° Que le tuberculeux incurable soit soigné à l'hôpital dans des salles ou services spéciaux. Que cette transformation des hôpitaux soit effectuée aussi économiquement que possible, suivant les règles de l'hygiène, mais que le projet de sanatorium d'hôpital soit rejeté.

« 4º Que le tuberculeux curable seul soit envoyé au sanatorium de campagne. Que le sanatorium d'Angicourt soit admis à faire ses preuves et qu'il soit créé ultérieurement, s'il y a lieu, de nouveaux sanatoriums de campagne, de montagne, de plaine, ou maritime, suivant les besoins. »

8 novembre 1899.

Ce rapport a été présenté à la Société médicale des Bureaux de bienfaisance au nom d'une Commission composée de MM. Dufournier, *président* ; Billon, Rotillon, Séailles, Yvon et Barbillion, *rapporteur*.

Les conclusions en ont été adoptées à l'unanimité par la Société.

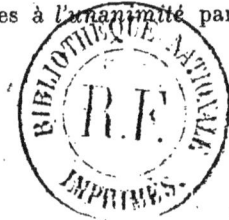

www.ingramcontent.com/pod-product-compliance
Lightning Source LLC
Chambersburg PA
CBHW050459210326
41520CB00019B/6284